Dr Maurice FERRÉOL
Ex-Interne suppléant
des Hôpitaux de Lyon.

CONTRIBUTION A L'ETUDE du Traitement de la Broncho-Pneumonie Grippale

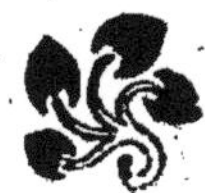

TRÉVOUX
IMPRIMERIE J. JEANNIN
1919

CONTRIBUTION A L'ÉTUDE DU TRAITEMENT

DE LA BRONCHO-PNEUMONIE GRIPPALE

Dr Maurice FERRÉOL
Ex-Interne suppléant
des Hôpitaux de Lyon.

CONTRIBUTION A L'ETUDE
du Traitement de la
Broncho-Pneumonie Grippale

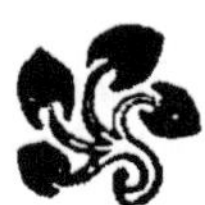

TRÉVOUX
IMPRIMERIE J. JEANNIN
1919

A MA GRAND'MÈRE

A MON PÈRE ET A MA MÈRE

A MON BEAU-FRÈRE ET A MES SŒURS

A MES PARENTS

Témoignage d'affection et de reconnaissance.

A LA MÉMOIRE DE MON BEAU-FRÈRE

LOUIS BEAUBERNARD

Notaire à La Clayette,
Soldat au 163e régiment d'infanterie,
Mort pour la France, au plateau des Caurières,
le 8 septembre 1917.

A MONSIEUR LE PROFESSEUR A. PIC

Professeur de Thérapeutique à la Faculté,
Médecin des Hôpitaux.

Qui a bien voulu nous inspirer le sujet de cette thèse et nous faire l'honneur d'en accepter la présidence.

AUX MEMBRES DE NOTRE JURY

MONSIEUR LE PROFESSEUR PAVIOT

Professeur d'Anatomie Pathologique,
Médecin des Hôpitaux.

MONSIEUR LE PROFESSEUR AGRÉGÉ CADE

Médecin des Hôpitaux.

MONSIEUR LE PROFESSEUR AGRÉGÉ BONNAMOUR

Médecin des Hôpitaux.

A NOS MAITRES DANS LES HOPITAUX

Externat :

Monsieur le Professeur COLLET, professeur de Pathologie interne, médecin des Hôpitaux.

Monsieur le Docteur BÉRIEL, médecin des Hôpitaux.

Monsieur le Professeur agrégé DURAND, chirurgien des Hôpitaux.

Monsieur le Professeur BÉRARD, professeur de Clinique chirurgicale.

Monsieur le Docteur VIGNARD, chirurgien des Hôpitaux.

Monsieur le Docteur GALLAVARDIN, médecin des Hôpitaux.

Monsieur le Professeur agrégé COMMANDEUR, accoucheur des Hôpitaux.

Internat :

(suppléance)

Monsieur le Professeur A. PIC, professeur de Thérapeutique, médecin des Hôpitaux.

Monsieur le Professeur agrégé CADE, médecin des Hôpitaux.

Monsieur le Professeur Paul COURMONT, professeur de Médecine expérimentale, médecin des Hôpitaux.

A NOTRE ONCLE

LE DOCTEUR J. GEREST

Médecin des Hôpitaux de Saint-Etienne,
Ex-chef de Clinique médicale à la Faculté de Lyon.

Qui fut notre premier guide dans les études médicales, nous fit par la suite profiter de son expérience et que nous assurons de toute notre reconnaissance.

INTRODUCTION

I

Limitée à des cas isolés et sporadiques, depuis l'épidémie de 1889-90, la grippe vient de faire brusquement sa réapparition, avec une intensité et une rapidité d'extension telles, qu'en quelques semaines elle a parcouru le monde.

Comme les épidémies classiques qui ont ravagé et envahi des contrées entières, le choléra avec ses cinq apparitions de 1865 à 1905, la peste du XIVe siècle venue de Perse, qui causa, paraît-il, en Europe vingt-trois millions de décès, la grippe semble avoir suivi la grande voie habituelle de l'orient à l'occident.

Elle fut signalée, pour la première fois, au début du printemps 1918.

Elle se généralisa rapidement et ne fit que s'accroître, au cours de l'année, en extension et en gravité. La région du nord-est de la France fut atteinte la première. L'origine de la contagion est encore méconnue. On a accusé tour à tour : les camps de prisonniers, où l'affaiblissement, la mauvaise nourriture, réalisaient des conditions hygiéniques déplorables ; la propagation à travers la frontière de la Suisse, qui fut frappée un peu avant nous ; enfin, pour beaucoup la grippe nous viendrait d'Amérique. Une coïncidence est certaine, c'est que, dans les ports de l'océan, une recrudescence de l'épidémie grippale a suivi de peu le débarquement des troupes américaines. Une épidémie de grippe violente sévissait d'ailleurs à cette époque dans les prisons de New-York.

II

Au point de vue de son allure clinique et de son évolution, la grippe présenta deux phases distinctes.

Les premières formes se caractérisèrent par un début brusque, avec élévation rapide de la température, une incubation très courte, souvent de quelques heures. Elles s'accompagnaient de céphalée, de courbature générale avec rachialgie et douleurs articulaires, d'une prostration très marquée. Dans certains cas, on remarquait en outre des symptômes de rhino-pharingo-trachéite.

Malgré l'intensité des phénomènes du début, ces symptômes disparaissaient assez rapidement, ne laissant qu'une sensation d'asthénie, de dépression, de fatigue générale, persistant souvent longtemps après la convalescence. En somme, évolution relativement bénigne : ayant débuté aux armées, on l'appelait couramment « la fièvre de quatre jours ».

Mais brusquement, au début de l'automne 1918, l'allure épidémique de la grippe change complètement. Les formes simples, bénignes, deviennent l'exception ; les formes graves, toxiques, compliquées deviennent la règle.

C'est à ce moment que les grandes villes accusent des statistiques terribles des victimes de l'épidémie. Il semble que ce soit du 15 septembre au 30 octobre que la maladie ait atteint son apogée.

Si, comme toutes les maladies infectieuses, la grippe a eu de multiples localisations viscérales, il en est une pour laquelle elle a montré une prédilection marquée : c'est l'appareil respiratoire. La grippe à forme pulmonaire s'est révélée comme une des complications les plus graves au cours de l'épidémie, et parmi ses diverses manifestations, une arrive au premier plan par sa fréquence : nous voulons parler de la broncho-pneumonie grippale.

III

M. le Pr Pic nous ayant fait l'honneur de nous accepter dans son service de l'Hôtel-Dieu de Lyon, notre séjour y coïncida avec une recrudescence de l'épidémie grippale à forme pulmonaire, et nous pûmes avoir ainsi un champ d'observation très étendu, qui nous montra la broncho-pneumonie grippale sous ses aspects divers et ses évolutions différentes.

CHAPITRE I

Recherches Bactériologiques

Malgré de multiples recherches bactériologiques, renouvelées récemment par de nombreux auteurs, on est encore actuellement dans le doute sur la nature de l'agent pathogène spécifique de la grippe.

En 1891-1892, le *professeur Teissier*, de Lyon, et ses élèves Roux et Pittion, ont découvert dans le sang des grippés un diplocoque lancéolé, ayant une forme *strepto-bacillaire* dans le sang, diplo-bacillaire dans l'urine. L'inoculation à l'animal reproduit une pyrexie, avec courbe analogue à celle de la grippe humaine.

La même année *Pfeiffer* décrit un *cocobacille*, trouvé dans les expectorations, colorable par la fuchsine de Ziehl, ne prenant par le Gram et ayant besoin d'un milieu sanglant (gélose sanglante) pour se développer. Ultérieurement Weichselbaum et Klein confirmèrent ces recherches ; cependant Pfeiffer ne le retrouva pas lui-même dans les épidémies suivantes.

Netter, au cours de l'année 1918, l'aurait retrouvé très souvent dans l'expectoration des grippés et dans le parenchyme pulmonaire après la mort. Les recherches négatives de beaucoup d'autres bactériologistes, seraient dues, d'après lui, à « l'insuffisance de la technique mise en œuvre ».

Bezançon et Legroux font remarquer, d'après leurs observations personnelles, que le bacille de Peiffer est « le premier agent microbien des complications pulmonaires ; il serait le premier microbe spécifique qui préparerait le terrain aux infections secondaires ».

Le 14 octobre 1918, *Nicolle et Le Bailly*, à l'Académie des Sciences, rendaient compte de leurs observations bactériologiques. Ils auraient trouvé, dans les expectorations et les mucosités de malades atteints de grippe pulmonaire, un *virus* si petit qu'il *traverse le filtre Chamberland*, mais qui reproduirait expérimentalement des phénomènes analogues à ceux de la grippe.

Les dernières recherches d'*Antoine Lacassagne*, de *Rénon*, de *P. Bezançon* et *Legroux*, tendent à prouver que les complications pulmonaires seraient dues à une *association microbienne*.

Le *pneumocoque* encapsulé de Talamon-Fraënkel, le *streptocoque* pyogène, ou streptocoque hémolytique, le *staphylocoque*, et enfin le *pneumo-bacille* de

Friedlander ont été retrouvés presque toujours, seuls ou associés, dans les complications pleuro-pulmonaires de la grippe.

Et ceci nous explique la gravité particulière de la broncho-pneumonie : depuis longtemps la bactériologie a montré que *l'association* de deux espèces microbiennes en augmentait la virulence, tel le bacille de Nicolaïer qui a besoin, pour se développer, de l'aide d'autres bacilles tétanigènes, tel le streptocoque dans la diphtérie.

Quelques observateurs auraient trouvé en outre des microbes précités : le *micrococcus aureus* et le *micrococcus catarrhalis* (Rathery-David, Rault et Thomas). M. de Verbizier a décrit un *spirochète* qu'il avait retrouvé dans les crachats sanglants et l'urine des broncho-pneumoniques. Nous signalerons encore : un *spirille*, à forme grêle, possédant 6 ou 8 spires, colorables par le Ziehl (Bonnet et Peyre ; le *diplocoque* de Moutier et Michaux, et enfin le petit *bacille rouge* de J. Marbais, observé dans les épanchements pleuraux et qui, inoculé au lapin, y déterminerait de la broncho-pneumonie.

CHAPITRE II.

Aperçu clinique.

A la notion classique, que les épidémies, les infections frappent surtout les tarés, les malades, les faibles, la grippe, et particulièrement la grippe à forme pulmonaire dont nous nous occupons, semble donner un démenti formel.

Les vieillards, les enfants ont relativement peu souffert ; les tuberculeux montrèrent une sorte d'immunité spéciale, et rares furent les cas de grippe pulmonaire dans les sanatoria.

Elle s'est attaquée spécialement aux jeunes, aux adultes, qu'aucune affection n'avait encore atteint dans leur vigueur.

Elle se montra avec une fréquence égale dans les deux sexes, disent la plupart des statistiques ; pour nous, il nous semble que le sexe féminin lui paya un plus lourd tribut.

Les nourrices et les femmes enceintes furent frappées tout spécialement. La surcharge circulatoire de la grossesse et de la lactation contribua fréquemment à accélérer la défaillance cardiaque. (*Statistique du Dr Leuret, médecin des hôpitaux. de Bordeaux*).

Nous pouvons citer personnellement deux cas heureux :

OBSERVATION I.

M. Clémentine, 28 ans. — Entre le 16 décembre. Sort guérie le 31 décembre.

La malade, à son entrée dans le Service, présentait des signes de *broncho-pneumonie grippale double*, à foyers multiples et bi-latéraux. La température oscillait entre 39° et 40°, le pouls variait de 100 à 110 pulsations à la minute.

Elle portait une *grossesse de quatre mois*. Un abcès de fixation et le traitement habituel du service amenèrent une amélioration rapide des signes, et la malade put sortir le seizième jour.

OBSERVATION II.

E. Marie, 36 ans. — Entre dans le service le 20 février, pour *broncho-pneumonie grippale double*, à forme de pneumonie lobulaire pseudo-lobaire, prédominant aux deux bases. Nourrice depuis huit mois. Présente en outre de la congestion du foie, avec angiocholite, ictère et albuminurie. Température à l'entrée : 39° 5. Pouls : 100.

Traitement par l'abcès de fixation.

Evolution normale : sort guérie le 16 mars.

Le MODE D'APPARITION de la broncho-pneumonie est variable.

Elle se présente sous trois formes principales :

— BRONCHO-PNEUMONIE D'EMBLÉE, dont les signes sont déjà nets quarante-huit heures après les premiers symptômes de l'infection grippale. Il s'agit le plus souvent de formes graves à évolution aiguë.

— *Broncho-pneumonie secondaire à la trachéo-bronchite grippale*, à début moins brusque et souvent discret.

— *Broncho-pneumonie : localisation secondaire de la septicémie grippale.*

Dans les trois cas, la température élevée, le pouls rapide, la dyspnée très marquée et souvent la cyanose, doivent attirer l'attention du côté du poumon.

La *broncho-pneumonie grippale*, par ses localisations et ses formes anatomiques, ne diffère guère de la description classique des broncho-pneumonies qui se produisent au cours des autres maladies infectieuses. Nous avons retrouvé les formes depuis longtemps décrites :

La broncho-pneumonie à *foyer unilatéral*, limité à la base.

Les foyers multiples, disséminés, mobiles, habituels aux broncho-pneumonies de l'enfance.

La *forme lobulaire, pseudo-lobaire.*

La broncho-pneumonie à forme de *bronchite capillaire.*

Ces deux dernières nous ont paru devoir être les plus fréquentes ; elles se sont montrées aussi d'une gravité plus grande.

Au point de vue clinique, la broncho-pneumonie grippale se présente sous les aspects les plus divers. Nous ne signalerons que les formes les plus fréquentes :

Forme aiguë, la plus habituelle.

Début brusque. Frissons, courbature, douleurs lombaires et articulaires. Température rapidement élevée à 40°, tachycardie à 100-110.

Dyspnée marquée. Toux sèche et quinteuse. Peu ou pas d'expectoration.

Les signes physiques sont souvent discrets, une auscultation attentive permet cependant de les déceler, et contrairement à l'opinion de F. Moutier (*Gazette des Hôpitaux*, 1er mars 1913), « les broncho-pneumonies ne sont pas toujours muettes ».

Sous l'influence du traitement, la température s'abaisse jusqu'à la normale en huit jours environ ; le malade a besoin de soins une semaine encore, de repos une semaine ; le tout aura duré trois semaines. La guérison est la règle. C'est dans ces formes aiguës au début, que l'on peut constater souvent la chute brusque de la température, puis sa recrudescence assez rapide, décrivant le V grippal, mis en évidence par le Pr Teissier.

Le tracé ci-contre donne la courbe habituelle des formes aiguës.

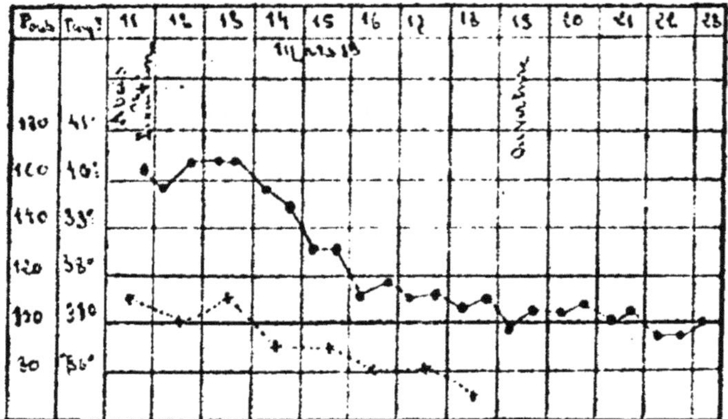

V. Françoise, 36 ans. — Entré le 11 mars pour broncho-pneumonie grippale double à forme lobulaire pseudo-lobaire. Abcès de fixation et traitement habituel. Sort guérie le 1er avril.

11 Mars : Albumine disque moyen. 22 Mars : Disparition. Urines : 11 mars 400 gr., 12 mars 800 gr., 16 mars 1.500 gr.

Forme prolongée. — Cette forme succède en général à la précédente. Le début a toutes les allures d'une broncho-pneumonie aiguë ; cependant la température descend moins rapidement, elle oscille pendant plusieurs jours aux environs de 38°. Le pouls est encore rapide, le malade accuse de la gène respiratoire et des points de côté. L'examen physique montre la persistance des signes légèrement atténués. Le malade n'est donc pas guéri, il mérite des soins et une surveillance attentive. Il est en instance de rechute.

Forme a rechute. — Depuis quelques jours, le malade semble aller mieux, la température est presque redescendue à la normale, l'état général ne donne plus d'inquiétude, et brusquement, sans qu'on puisse souvent le prévoir, le tableau dramatique que l'on avait observé au début se reproduit, avec tous ses symptômes alarmants. Un nouveau foyer broncho-pneumonique vient de s'allumer sur un organisme déjà affaibli. La rechute est souvent plus grave que la première atteinte. On a même signalé des rechutes successives, traçant des clochers à intervalles réguliers sur la courbe thermique.

A côté des manifestations grippales dont nous venons de donner un bref aperçu, il en est d'autres qui, par la rapidité de l'invasion septique, par l'hypertoxicité qui les caractérisent, restent souvent rebelles à toute thérapeutique et tuent le malade avant qu'il ait pu se défendre.

La FORME TOXIQUE OU SEPTICÉMIQUE SURAIGUE se caractérise par une hyperthermie presque incompatible avec la vie : le pouls est incomptable, filant ; la dyspnée, dans les cas habituels, accuse de 60 à 70 respirations par minute.

La FORME CYANIQUE OU ASPHYXIQUE se caractérise dès son apparition par une cyanose intense, violet foncé, de la face et des extrémités. La respiration se fait très difficilement, la défaillance cardio-vasculaire est excessivement rapide et l'asphyxie terminale, souvent, ne tarde pas à se produire. Depuis 1918, cette forme est connue en Suisse sous le nom de « GRIPPE VIOLETTE ».

Nous avons pu observer ces deux dernières formes, hélas ! fréquentes, dont nous donnons deux observations.

Forme Toxique-hyperthermique.

OBSERVATION III

S. BERTHE BAFA, 24 ans. — Entrée le 24 février 19. Morte le 28 février.

Dg : *Broncho-pneumonie grippale double lobulaire pseudo-lobaire.* Forme hyperthermique.

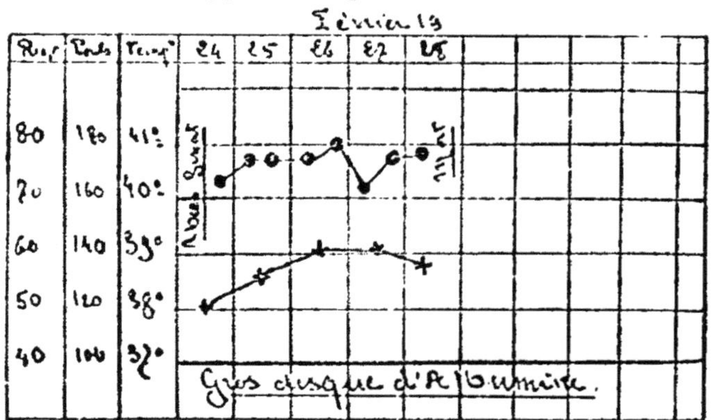

Forme asphyxique.

OBSERVATION IV

D. LÉONTINE, 17 ans, domestique. — Entrée le 14 février. Morte 20 heures après l'entrée.

Broncho-pneumonie grippale double lobulaire pseudo-lobaire. Forme asphyxique. Température 40·2. Pouls 140. Respiration 60.

Février
14
15
80 180 41°
70 160 40°
60 140 39°
50 120 38°
40 100 37°
Gros disque d'Albumine

Traitement appliqué dès l'entrée pendant les 20 premières heures :

Abcès fixation. Saignée 400 gr. Oxygène en injections sous-cutanées et en inhalations. Spartéine 0,10 ctg. Sulfate de strychine 0,002 mill. Huile camphrée 10 cm³. Digitale 0,40.

CHAPITRE III

Traitement

Un des faits qui domine l'étude épidémiologique de la grippe simple et surtout de la grippe compliquée, est certainement sa contagiosité extrême et son extension rapide.

La brusquerie de son apparition ne permit pas, au début, de mettre en jeu toutes les mesures hygiéniques prévues, mais progressivement les précautions prises diminuèrent cependant la fréquence des cas de grippe.

Le premier traitement de la grippe, et surtout de la grippe pulmonaire, la plus contagieuse, doit donc être un traitement prophylactique.

Traitement Prophylactique

Prévenir la contagion, ou tout au moins la limiter, tel est le but de la prophylaxie.

Les mesures devront être générales et particulières.

Prophylaxie collective.

Le premier but à atteindre est l'isolement des grippés. Dès les premiers symptômes, il faut les séparer de leur entourage ; les isoler par des moyens de fortune, draps tendus autour de leur lit, cloisons provisoires en planches, et surtout, lorsque cela est possible, les hospitaliser dans les services spéciaux créés pour eux.

Les grippés ne doivent pas être au contact des autres malades, et dans les salles de grippés, il importe de séparer dans des boxes les grippes compliquées de phénomènes pulmonaires. On sait l'influence néfaste de la contagion hospitalière et, ce qui le montre le mieux, c'est que depuis que la plupart des services de contagieux sont divisés en chambres séparées, peu de complications surajoutées se sont produites. L'exemple de la disparition presque complète de la broncho-pneumonie secondaire à la rougeole chez les enfants, depuis l'isolement systématique, en est une autre preuve.

De plus, il est nécessaire d'aérer souvent la chambre du malade, qui n'aura que le minimum nécessaire de couvertures.

Un personnel spécial, si possible, doit s'occuper

de ces malades, qui ne doivent être mis en contact que très rarement avec des personnes étrangères au service. Il faut éviter aussi l'encombrement.

La contagion se produisant le plus souvent par le contact plus ou moins direct avec le porteur de germes, il importe de diminuer autant que possible les réunions nombreuses dans des locaux plus ou moins aérés, d'éviter les transports en commun.

Prophylaxie individuelle.

La contagion de la grippe est presque toujours d'origine directe : le malade contamine son entourage par ses mucosités bucco-pharyngées ; ce sont les parcelles de salive projetées dans les secousses de toux qui disséminent l'infection, ainsi que le prouvent les ensemencements positifs de boites de Pietri, disposées par Vincent à 25 centimètres des malades. Aussi le personnel chargé d'approcher les grippés doit-il prendre de grandes précautions.

La prophylaxie mécanique, par le port d'un masque de gaze, semble avoir évité souvent la contamination.

Mais cette méthode qui, du reste, n'a pas toujours été appliquée avec rigueur par le personnel, nous semble moins logique que celle que nous proposons : c'est au malade qu'il faut appliquer sur le visage le petit masque de gaze, puisque c'est lui qui représente le danger.

Une antisepsie bucco-pharyngée est aussi nécessaire : gargarismes fréquents, mais en évitant les solutions antiseptiques plus ou moins caustiques, qui par leur usage prolongé amèneraient une irritation des muqueuses et faciliteraient alors la pénétration microbienne.

Le sérum physiologique tiède, la solution bicarbonatée, sont des gargarismes anodins, mais suffisants.

La bouche et les dents doivent être l'objet de soins minutieux. Quelques gouttes d'huile goménolée dans les narines compléteront les précautions nécessaires.

A côté de ces procédés, on a proposé diverses méthodes, tendant à avoir une action préventive sur la contagion grippale.

Le sulfate de quinine, à petites doses, aurait exercé sur la grippe une action préventive.

L'urotropine s'est montré un excellent antiseptique : à la dose de 2 gr. par jour.

Les préparations arsénicales, sous forme de liqueur de Fowler ou d'Arrhénal, ont été souvent employées.

Le novarsénobenzol semble avoir eu une action protectrice sur les sujets en traitement. J. Laccasagne n'aurait rencontré aucun cas de grippe sur des malades qui avaient été traités de cette façon au cour d'une syphilis.

Le vaccin anglais, préventif et curatif, *le vaccin antipneumococcique*, le *sérum antistreptococcique*, ont été essayés à diverses reprises, et dans certains cas auraient donné de bons résultats.

Francis Heckel a obtenu, en faisant prendre à ses malades de *l'extrait sec de surrénale et de thyroïde*, quelques succès.

Traitement symptomatique.

Malgré les nombreux moyens thérapeutiques employés et préconisés depuis le début de l'épidémie, on peut admettre actuellement que la grippe simple, et surtout la grippe compliquée, n'ont pas encore de traitement spécifique.

Les diverses méthodes, dont le nombre s'accroit chaque jour, sont presque toutes symptomatiques : elles visent à une des manifestations de la maladie ; mais aucune thérapeutique générale n'a été jusqu'à présent prescrite.

De l'étude clinique que nous avons pu faire sur la broncho-pneumonie grippale, il nous semble que cette affection se comporte comme une septicémie : septicémie à localisation respiratoire, septicémie à retentissement cardio-vasculaire, grave et immédiat.

C'est à ces trois indications primordiales que nous avons essayé d'opposer une thérapeutique active et systématique.

Les résultats en sont encourageants, et nous nous proposons de décrire sa technique en détail.

Première indication

ACTION ANTI-SEPTICÉMIQUE

Nous avons, dans ce but, pratiqué régulièrement l'abcès de fixation.

A

1) Abcès de fixation

Historique. — Le premier, en 1814, *Brenan* publia à Londres, un mémoire sur le : « Traitement des fièvres puerpérales par l'essence de térébenthine ». Ce mémoire fut traduit en français en 1830, par Fernandès.

Cette méthode ne devint classique qu'après la communication de *Fochier* à l'Académie de Médecine, le 23 août 1892 : « Dans toute infection pyogène « grave, lorsqu'il n'y a pas de suppuration en voie « de formation, lorsqu'il n'y a pas de fixation, lors- « que celle-ci est insuffisante, il faut provoquer dans « tous ces cas la formation d'abcès artificiels, à l'aide « d'injections sous-cutanées d'essence de térében- « thine ».

Il pensait ainsi attirer en un point, localiser l'injection d'abord généralisée, en provoquant une sorte de drainage microbien, en amenant au point de l'abcès les phagocytes. C'était la première phase de l'action thérapeutique : *appel et fixation.* Sous l'influence de produits sécrétés par l'irritation du tissu cellulaire sous-cutané, il croyait à la *neutralisation* des germes pathogènes.

Cette méthode fut employée ensuite avec des résultats divers, dans la plupart des grandes infections.

Le Pr Lépine, le Pr Dieulafoy, obtinrent des guérisons de pneumonies suppurées par cette méthode.

Depuis, les observations heureuses ne se comptent plus (G. Lyon).

Pendant l'hiver 1909-10, les Prs Pic et Bonnamour ayant eu à lutter contre une épidémie grave de broncho-pneumonie aiguë, chez des vieillards, obtinrent de cette pratique de bons résulats.

La même année, le Dr Montagnon, médecin des Hôpitaux de St-Étienne, obtenait certains succès dans les broncho-pneumonies aiguës infantiles, montrant que l'abcès de fixation pouvait être appliqué, avec une technique un peu différente, aux enfants en bas âge.

Cette méthode est actuellement couramment employée, en obstétrique, contre la fièvre puerpérale.

Technique. — L'essence de térébenthine ordinaire est utilisée. La première injection est de 1 cent. cube. Le lieu d'élection de la piqûre est un point situé au milieu de la ligne allant de l'ombilic à l'épine iliaque antéro-supérieure. C'est celui, du reste, indiqué par Fochier. On commence par le flanc gauche ; en cas de nécessité d'une seconde fixation, on la pratique en un point symétrique à droite. De cette façon, malgré la douleur provoquée par la réaction, le malade peut se reposer dans la position dorsale et de chaque côté.

Deux précautions sont nécessaires :

— L'injection doit être franchement sous-cutanée dans le tissu cellulaire, sans cela, il se produit du sphacèle avec escarre arrondie et rebelle à la cicatrisation.

— L'injection doit être poussée à fond, car la térébenthine laissée dans le trajet pariétal, en retirant l'aiguille, provoquerait une fistule.

Evolution. — La réaction prouvant la réussite de la fixation et la défense de l'organisme débute très rapidement. Après 24 ou 48 heures, on trouve déjà au niveau de la piqûre une tension douloureuse, avec rougeur de la peau. Certaines réactions sont intenses, la rougeur occupe la largeur d'une paume de main et nous avons vu des abcès contenir un demi-litre de pus. L'ouverture doit être aussi tardive que possible, forcée pour ainsi dire ; seules la fluctuation nette, la peau amincie rouge, luisante et tendue, doivent faire prendre le bistouri. Une asepsie soigneuse est nécessaire pendant l'opération et les pansements, car l'abcès contenant en général un pus stérile, l'infection ne pourrait venir que du dehors.

Valeur pronostique. — Outre leur valeur thérapeutique, les abcès artificiels ont une valeur pronostique très grande. Leur réussite est une indication certaine de la défense de l'organisme ; la non réaction après deux ou trois tentatives, prouve que l'infection a vaincu la résistance du malade et le pronostic devient particulièrement grave.

Action. — Il semble que la théorie de Fochier ne corresponde plus aux faits constatés actuellement. Les travaux récents du Pr Fabre de la Clinique obstétricale de Lyon, semblent le prouver.

Le pus d'un abcès de fixation est centrifugé, après prélèvement aseptique. La centrifugation produit la formation d'un culot épais qui tombe au fond du tube. Ce dépôt contient de très nombreux débris de tissu cellulaire sphacélé et quelques polynucléaires. Au-dessus, se trouve un liquide clair, contenant une quantité assez grande d'essence de térébenthine. Ce liquide mélangé à des cultures de streptocoque pyogène, se montre un antiseptique puissant et empêche leur développement.

L'abcès de fixation devrait donc ses propriétés thérapeutiques au pouvoir antiseptique de la térébenthine.

On remarque encore une hyperleucocytose variable et une exagération de l'indice opsonique du sang.

Ces travaux confirment la règle, que dans la plupart des cas, le pus des abcès de fixation est stérile.

Cependant quelques examens bactériologiques ont donné parfois des résultats positifs : Lesieur a retrouvé dans le pus d'un abcès de fixation, chez un typhique, des bacilles d'Eberth. Carles de Bordeaux a trouvé à plusieurs reprises des bacilles virulents ; streptocoques, pneumocoques, et même des poisons minéraux : arsenic et plomb, dans ce pus artificiel.

Au point de vue thérapeutique, son action nous a paru donner mainte fois des résultats concluants.

Il doit être pratiqué de façon précoce, avant que les signes typiques soient complètement déclarés. Bien souvent nous l'avons fait préventivement : l'état général du malade nous faisant prévoir la complication prochaine, et l'évolution ultérieure nous montra que nous avions eu raison, en profitant de la défense encore intacte de l'organisme.

Dans les cas aigus, beaucoup ont avorté, pour

ainsi dire, à la suite de cette pratique. Nous pourrions montrer de très nombreux exemples : le type habituel est celui dont nous avons reproduit le tracé page 21.

Dans les cas compliqués, son action a été aussi nette. Deux malades que nous avons pu observer récemment, viennent de nous donner un exemple de l'action souvent multiple de l'abcès de fixation sur deux septicémies concomitantes.

OBSERVATION V.

« Une femme de 34 ans entre dans le service, pour *broncho-pneumonie grippale* double à foyers multiples et disséminés on pratique un abcès de fixation et le traitement habituel du service. Amélioration progressive et température redevenue normale. Brusquement, réascension thermique à 40° 5, du pouls à 120. La malade présente une *plaque érysipélateuse* occupant la face, le cou, les oreilles et le cuir chevelu. Une deuxième fixation est pratiquée. En sept jours le pouls est à 70, la température redescendue en lysis à 37° ».

OBSERVATION VI.

« C. CHARLES, 38 ans, entre dans le service le 6 mars, pour dothiénentérie, dont il présente les symptômes classiques : ulcérations des piliers, grosse rate, gazouillements dans la fosse iliaque droite, taches rosées. Le séro-diagnostic de Widal est positif à + 100. Sa température élevée descend en quelques jours aux envions de 38° où elle demeure étale ».

« Brusquement le 19 mars, il ressent un point de côté violent à droite, avec frisson solennel et expectoration rouillée. L'auscultation montre un foyer de râles sous-crépitants au niveau du point de côté.

« Un abcès de fixation, fait de suite après l'apparition de ce symptôme, fait tomber la température en 4 jours à 37° et se montre ainsi curateur de l'accident pulmonaire et de la dothiénentérie. »

OBSERVATION V

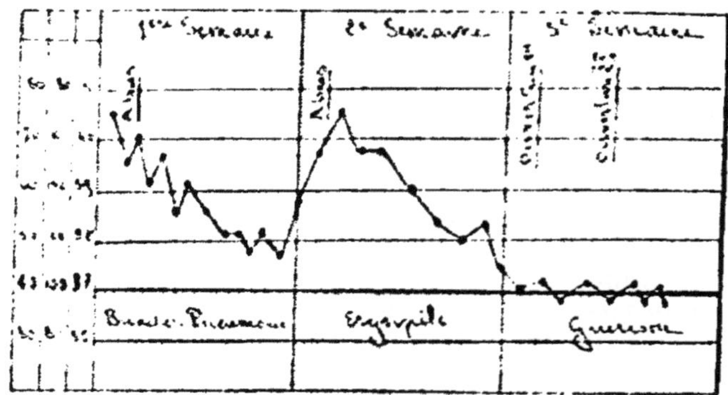

Profil de la courbe

OBSERVATION VI

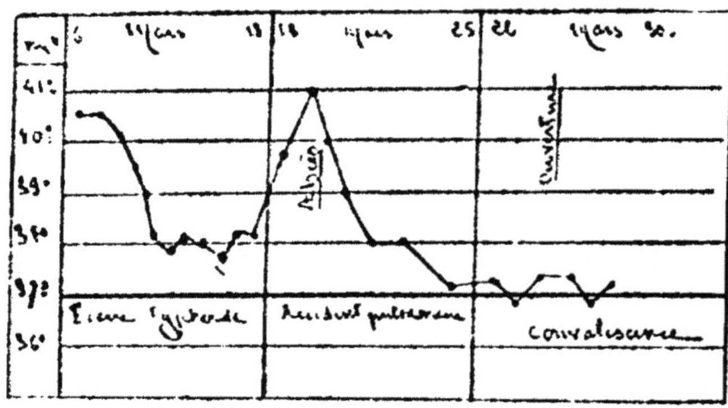

Profil de la courbe

2) *Sérum térébenthiné.*

A l'usage de la térébenthine pure, le Pr Fabre a substitué celui du sérum térébenthiné. Ce procédé aurait l'avantage de supprimer presque toujours la suppuration ; l'absorption serait bien plus rapide en 3 ou 4 heures environ. Avec une injection d'essence de térébentine pure, de 1 gr., il y aurait dix centigrammes seulement d'absorbés après 24 heures. Avec une injection de sérum térébenthiné, contenant la même proportion de 1 gr., il y aurait une absorption de cinquante centigrammes.

Pour préparer le sérum térébenthiné, on emploie la formule suivante :

Essence de térébenthine rectifiée.. } aâ 1 gr.
Alcool à 92° }

Puis on émulsionne dans 200 cent. cubes de sérum artificiel. L'injection se fait au moyen de l'appareil ordinaire à sérum artificiel. Il se forme à son niveau, une boule œdémateuse douloureuse, qui disparaît quatre heures après, en laissant simplement un peu de tension. On fait en général deux injections quotidiennes.

On peut du reste, sans inconvénient, combiner le sérum et l'abcès de fixation.

Injections intra-veineuses de térébenthine.

Cette méthode, considérée autrefois comme dangereuse, a été remise de nouveau à l'ordre du jour.

Deux médecins suisses, les Drs Spahlinger et

Egger, de Genève, ont cité plusieurs observations avec succès.

L'injection se fait dans la veine médiane céphalique, on se sert de térébenthine ordinaire à la dose de 2/10e de cent. cube.

Personnellement, nous avons vu appliquer cette méthode dans deux cas particulièrement graves.

« La première observation ne peut être concluante, la malade étant entrée mourante dans le service et morte quelques instants après l'intervention ».

« La deuxième tentative a été plus heureuse. Une jeune fille entre dans le service avec une broncho-pneumonie double grippale, cyanose intense de la face et des extrémités ; forme asphyxique. Son état général donnait peu d'espoir.

« Une injection intra-veineuse de térébenthine de 2/10e est pratiquée. A la suite de cette injection, une réaction intense se produit, tremblement généralisé, angoisse, stupeur ; le tout ayant duré dix minutes. Le lendemain, grande amélioration ; au bout de six jours, la malade était hors de danger ».

Il s'agit là d'une médication héroïque qui n'a pas encore fait ses preuves et qui doit être réservée aux cas désespérés, lorsque les autres auront échoué.

Vaccinothérapie et Sérothérapie

Cette seconde méthode tend au même but thérapeutique que celle que nous venons d'indiquer : action anti-infectieuse.

Vaccin anglais, préventif et curatif des complications pulmonaires (The Lancet, 28 octobre 1918).

C'est un vaccin polyvalent, que l'on injecte en deux fois, à 10 jours d'intervalle, dans le tissu musculaire. Les doses à injecter sont ainsi composées : 300 millions de Pfeiffer, 200 millions de pneumocoques, 100 millions de streptocoques. On le stérilise à 55° pendant une demi-heure, et on l'additionne de 0.50 °/₀ d'acide phénique. Il ne produit pas de réaction, et aurait donné à Mignot et Rénon, qui s'en sont servis à doses vingt fois plus faibles, des succès dans les formes trainantes.

Vaccin de l'Institut Pasteur (Bezançon et Legroux, Académie de Médecine, 14 janvier 1913).

Vaccin polyvalent de cultures chauffées, de Pfeiffer, pneumocoques, streptocoques, micrococcus aureus, micrococcus catarrhalis.

On ne connait pas encore son dosage, ni son mode de préparation. Son action aurait été très nette dans les complications pulmonaires de la grippe, abaissant rapidement la température.

Vaccin cépède (Académie des Sciences, 11 novembre 1918). Vaccin composé de cultures de pneumocoques, enterocoques, streptocoques, sur gélose peptonée. On élimine ensuite les exotoxines par lavage et on tue les cultures par trente minutes d'ébullition. Cas peu graves : injection intra-musculaire de un cent. cube. Cas compliqués : six doses successives de 1 cent. cube.

Sérum antipneumococcique de l'Institut Pasteur (Défressine et Violle, *Presse Médicale*, 10 novembre

1918). Aurait une action nette sur les complications pulmonaires grippales : abaissement rapide de la température, amélioration des signes locaux et de l'état général, diurèse trois ou quatre litres. Technique : injection sous-cutanée de 40 centimètres cubes les deux premiers jours, de 20 centim. cubes le troisième et le quatrième. *Mauriac*, de Bordeaux, a pratiqué, au niveau des foyers broncho-pneumoniques, des injections intra-pulmonaires de 20 c. c. de sérum antipneumococcique.

Sérum anti-streptococcique. A été employé souvent en injections sous-cutanées. La voie buccale a été utilisée par M. le Pr Pic avec succès : 10 cent. c. de sérum dans une potion. *Netter* s'est servi du *sérum anti-diphtérique*. Il préconise les injections de *sérum de bœuf*, ce sérum agissant comme le sérum de cheval et ne prédisposant pas à l'anaphylaxie dans le cas d'autres piqûres sériques.

Folley communiquait à l'Académie de Médecine, en janvier 1919, qu'à la suite de recherches bactériologiques, il avait trouvé dans l'expectoration des pneumoniques et broncho-pneumoniques, un bacille voisin de celui de Yersin, et qu'il suffisait de 20 c. c. de *sérum anti-pesteux* pour amener une amélioration manifeste à ses malades.

Cette opinion semblait confirmer le préjugé vulgaire que la grippe pulmonaire n'était qu'une forme de la peste pneumonique. Or, malgré sa gravité, la grippe compliquée est loin d'atteindre le pourcentage de la peste pneumonique, dont la mortalité atteint habituellement 80 à 90 %.

R. Pauly (*Lyon-Médical*, mars 1919) a obtenu des résultats intéressants par l'injection sous-cutanée du *sérum anti-strepto-pneumococcique de Mérieux*. Une broncho-pneumonie à forme trainante, dont la température avoisinait 40°, fut guérie complètement en trois jours.

Grigaut et Mouthier se sont adressés à la *plasmothérapie*. Les injections de *sérum de convalescents* dont ils se sont servis, leur ont donné de très beaux résultats lorsqu'elles ont été faites dans les cinq premiers jours. Le sang est prélevé le quatrième jour de la convalescence ; citraté à 4/1000, puis décanté. Les plasmas âgés de quatre heures au minimum et de huit jours au maximum, sont inoculés dans les veines en plusieurs injections, à des doses variant de 50 cent. cubes à 500.

La *lymphothérapie*, recommandée par *Artault*, de Vevey, consiste à injecter au malade la sérosité d'une ampoule faite avec un vésicatoire.

De ces différents procédés, il semble résulter que, ce qui agit dans la sérothérapie, c'est le sérum lui-même. Le sérum simple de cheval, sans préparation spécifique, a une action heureuse comme dans beaucoup d'infections et, suivant l'opinion de Netter (Société Médicale des Hôpitaux de Paris, 18 oct. 1918), « l'action thérapeutique des sérums n'est pas due aux anticorps, mais à l'injection d'une albumine hétérogène ».

C

Solutions colloïdales.

Il s'agit là d'une méthode déjà ancienne, remontant aux travaux de *Graham*, en 1862, qui le premier sépara les corps solubles en deux catégories : ceux dont la solution diffusait à travers la membrane d'un dialyseur : les cristalloïdes ; et ceux dont la dissolution ne lui parut pas complète, et dont le liquide opalescent semblait contenir des parcelles infimes en suspension : il les appela les pseudo-solutions ou solutions colloïdales. Actuellement, la théorie de Graham n'est plus admise, car on peut obtenir la même solution minérale, à l'état cristallin ou à l'état colloïdal.

Deux procédés existent actuellement pour obtenir la plupart des solutions minérales à l'état colloïdal :

La méthode chimique, qui consiste à réunir deux corps capables de réagir l'un sur l'autre, en formant un précipité insoluble ; mais il importe que cette réaction soit lente et graduelle.

La méthode électrique de Brédig, inspirée de l'expérience de Faraday, qui permet d'obtenir des solutions colloïdales métalliques par l'action pulvérisante de décharges électriques, éclatant entre deux électrodes placées sous l'eau.

Nous rappellerons brièvement le résultat des célèbres expériences des Prs *Robin, Achard, Weill.*

1°) Les solutions colloïdales administrées à

l'homme, quelle que soit la voie utilisée, n'ont produit aucun effet fâcheux.

2°) Elles n'agissent pas sur les globules rouges, mais ont une action nette sur les organes hémato-poïétiques, qui réagissent par la réaction de défense habituelle : polynucléose primitive, mononucléose secondaire avec éosinaphilie.

3°) Elles augmentent l'élimination de l'urée de l'acide urique, des matières ternaires et de l'acide phosphorique total (A. Robin).

4°) Elles ont un pouvoir antiseptique considérable (expérience de la stérilisation des cultures du bacille pyocyanique).

5°) Elles provoquent une hyperthermie passagère de un degré au maximum avec retour à la normale.

6°) Elles accélèrent le rythme cardiaque et augmentent la tension.

La meilleure voie d'administration des solutions colloïdales est l'*injection intra-veineuse* ; elle est la plus rapide et la plus sûre.

Nous allons résumer les principales applications qui en ont été faites au cours de l'épidémie.

Injections intra-veineuses et intra-musculaires quotidiennes d'argent et d'arsenic colloïdaux. Capitan, de l'Hôpital Béguin. a obtenu 20 succès sur 40 cas de broncho-pneumonie grippale traitée par cette méthode.

La solution d'argent contient 0.003 milligr. par cent. cube ; on en injecte 6 cent. cubes par jour. La solution d'arsenic contient 0.002 milligr. par cent. cube. On en injecte 9 cent. cubes. Ces injections se font en une ou deux fois.

Injections intra-veineuses d'or colloïdal (Letulle et Verbizier. Académie Médecine, janvier 1918). Doses croissantes : 1/2 c., 1 cent. cube et 2 cent. cubes.

Ces injections sont suivies d'une réaction assez intense, avec un peu d'angoisse du malade, mais tout rentre bientôt dans l'ordre et les résultats sont excellents.

L'electrargol serait plus maniable et l'on serait arrivé à pratiquer des injections intra-veineuses de 10 c. c. sans inconvénient.

Le rhodium et l'étain ont été aussi employés quelquefois ainsi que l'*iode colloïdal.*

L'association d'injections intra-veineuses d'or colloïdal, *avec l'abcès de fixation*, a donné à *Rathery et David* de grandes améliorations.

Les métaux colloïdaux ont été aussi employés en *frictions* et particulièrement l'or colloïdal et le collargol.

La pommade dont s'est servi Rénon, médecin de l'hôpital Necker, avait la formule suivante :

Ampoule d'or colloïdal pour frictions : n° 1
Axonge benzoïnée . . . . 40 gr.

Dans certains cas légers, nous avons obtenu une amélioration rapide des symptômes par des frictions au *collargol.*

La formule employée était la suivante :

Collargol, 1 gr.
Huile de Ricin, X gouttes.
Axonge benzoïnée, 10 gr.

Elle nous fut donnée par le Dr Imbert, chef des Travaux de Thérapeutique à la Faculté.

La présence d'une huile végétale favorise l'incorporation du colloïde au mélange. Cette pommade est utilisable cinq jours. La région d'élection pour la friction est le pli du coude. Un savonnage à l'eau tiède précède la friction, qui est faite doucement par une pression légère. La quantité de pommade nécessaire est celle du volume d'un pois. Les frictions doivent être biquotidiennes d'une durée de dix minutes et sont faites alternativement des deux côtés.

D

Médication antiseptique

Au point de vue de son but thérapeutique, cette méthode ne diffère guère de la précédente, puisque les solutions colloïdales, comme nous l'avons vu, se comportent comme d'excellents antiseptiques.

Les moyens employés sont cependant différents, et nous énumérerons rapidement les principaux :

Le Goménol, ou essence de Niaouli, a été donné en capsules (1 à 3 gr.), en inhalations, en pulvérisations, en injections sous-cutanées d'huile goménolée à 10 et 20 %.

S'inspirant de la méthode de Milne, le Pr Weill, de Lyon, a conseillé des frictions thoraciques généralisées à l'*essence d'Eucalyptus*.

L'eucalyptus a été prescrit aussi sous forme de lavement d'infusion de feuilles à 20 gr. par litre.

Le bleu de Méthylène est utilisé par Lœper sous

deux formes : cachets de 0.20 ctg. ou injection intra-veineuse de 4 c. c. d'une solution à 2 %.

Le terpène ozoné (Lesné, novembre 1918) ou tallianine, dégage au contact des matières organiques quatre fois son volume d'ozone et six fois son volume d'oxygène. Il est employé en injections intra-veineuses de 20 à 40 c. c. pendant six à huit jours. Il importe de se servir d'une aiguille en platine pour éviter l'oxydation.

Le lait posséderait des ferments actifs : il était employé autrefois en oculistique dans le traitement de l'hypopion. Cette méthode a été remise à jour par Thiroloix, qui injecte quotidiennement, dans les muscles fessiers, de 5 à 10 c. cubes de lait qu'on fait bouillir, qu'on filtre à froid et qu'on stérilise ensuite à l'autoclave.

L'urotropine a été donnée sous trois formes : en cachets, 2 ou 3 gr. par jour, en injections sous-cutanées, 0.50 c. par injection ; en injections intra-veineuses (Pissavy et Robine), 8 c. c. par jour d'une solution dosée à 0.25 par cent. cubes. Sur 17 cas de broncho-pneumonie grippale, ils auraient eu un seul décès.

L'injection intra-veineuse de Formine semble devoir être un procédé très actif. H. Michel, de l'hôpital Buffon, préconise le traitement suivant :

1° Injection intra-veineuse de { formine .... 1.50 / théobromine 0.50 }

une ou deux injections.

2° Saignée locale ou générale de 500 gr.

3° Injection correspondante de sérum artificiel.

A la suite de cette injection, la température des broncho-pneumoniques tomberait brusquement, les signes stéthoscopiques seraient améliorés, le pouls bien frappé, et la diurèse s'élèverait en trois jours de 500 gr. à 2 litres.

Deuxième Indication.

ACTION SUR LA LOCALISATION PULMONAIRE

Action locale

De tout temps la thérapeutique a cherché à agir sur une affection localisée, par une médication localisée à son siége même. — Une méthode qui remonte à l'origine de la médecine, qui maintenant est appliquée couramment et rend de grands services, est la *Révulsion*. C'est le premier moyen de traitement à essayer.

Les *frictions alcooliques*, les *badigeonnages iodés* sont des moyens anodins, qui quelquefois cependant produisent un certain effet ; les *badigeonnages gaïacolés* seraient plus actifs. Les *cataplasmes simples*, les cataplasmes *sinapisés*, les *ventouses* sèches souvent renouvelées, soulagent fréquemment le malade.

Les *topiques* exercent une révulsion assez active, mais il importe, avant de les appliquer, de s'assurer de l'intégrité rénale.

Les *émissions sanguines locales*, par l'application

de ventouses scarifiées, ont un effet salutaire sur la congestion du poumon.

Lorsque l'engouement, la congestion sont prononcés, lorsque la cyanose apparaît, il faut recourir de suite à la SAIGNÉE GÉNÉRALE, abondante, de 300 à 400 grammes et opérer ainsi une sorte de dérivation ; ce procédé a été appliqué régulièrement, à titre préventif, dans les broncho-pneumonies grippales, par F. Moutier.

Les enveloppements thoraciques froids que nous avons appliqués à nos malades, suivant la méthode de *Priessnitz*, semblent leur avoir apporté un grand soulagement.

On prend pour cela une grande serviette ou mieux un petit drap, que l'on trempe dans l'eau à 16° centigrade. On exprime ce drap entre les deux mains et on l'applique horizontalement autour du thorax, dont il doit faire une fois et demie le tour ; on le recouvre d'une toile cirée et le tout d'un molleton que l'on fixe à l'aide d'épingles anglaises. Des bretelles passant sur les épaules sont nécessaires, pour empêcher le pansement, qui ne doit pas être serré, de se déplacer. Ces compresses froides qui exercent une action sédative marquée sur la dyspnée et le point de côté, sont volontiers acceptées par les malades, qui souvent les réclament. Elles sont remplacées toutes les trois heures. Lorsqu'on les retire, on s'aperçoit de leur effet thérapeutique : la peau est rose, accusant une vaso-dilatation marquée, elle est couverte de sueur et la température locale est augmentée.

On profite en général du changement de ces enveloppements thoraciques pour donner aux malades tous les soins dont ils ont besoin : médicaments, boissons, et l'on prend aussi leur température.

Aux divers moyens employés pour agir sur la détermination respiratoire de la broncho-pneumonie, il faut en ajouter un qui rend les plus grands services : c'est *l'oxygène.*

L'oxygène en inhalations doit être donné en grande quantité ; il doit, selon l'expression du Pr Weill, être « l'atmosphère où doit respirer le malade et les inhalations continuées jusqu'à amélioration ». Cette méthode doit être appliquée dès le début de l'affection. Elle a donné de très bons résultats dans le traitement des broncho-pneumonies infantiles. Il est préférable de substituer à l'embout du tube de caoutchouc, un petit entonnoir en verre, entouré d'un cercle de coton qui bouchera les interstices, au niveau de la bouche et permettra au malade de respirer sans effort.

Lorsque l'on recherche une action rapide, dans les formes asphyxiques par exemple, il faudra pratiquer des *injections sous-cutanées d'oxygène ;* là aussi il sera utile d'injecter des quantités suffisantes et souvent renouvelées.

L'appareillage nécessaire est le suivant : un ballon d'oxygène ordinaire, une soufflerie semblable à celle de l'appareil de Richardson, réunie à ce ballon, et un tube de caoutchouc ordinaire terminé par un embout où l'on puisse adapter une aiguille à injection hypodermique.

La région à choisir est le flanc ou la face externe de la cuisse. L'injection sera franchement sous-cutanée, poussée lentement et l'on massera doucement la poche d'emphysème sous-cutané pour faciliter la diffusion du gaz injecté.

A. Morlet (*Journal des Praticiens*, avril 1919), a pratiqué des *injections profondes intra-musculaires*, chez des broncho-pneumoniques. La région choisie était celle des muscles fessiers.

Les *injections intra-veineuses d'oxygène* (Pr Weill) sont certainement le procédé le plus rapide comme voie d'absorption.

Elles ne sont pas encore d'une pratique courante et on leur reproche une oxydation trop brutale des hématies.

Action médicamenteuse.

Favoriser l'expectoration, obtenir sur l'appareil pulmonaire une action antiseptique, calmer la toux, sont les trois indications principales de cette médication.

L'ipéca sera prescrit à doses progressives, jusqu'à effet vomitif, lorsque l'encombrement bronchique sera marqué et l'expectoration fibrineuse adhérente difficilement expulsée. L'état du cœur, cependant, pourra contr'indiquer cette méthode.

Le Chlorhydrate d'Emétine, en ampoules stérilisées dosées à 0,04 ctg. par cent. cube, pourra, dans certains cas, remplacer avantageusement l'ipéca.

Le Benzoate de Soude, l'Oxyde blanc d'Antimoine,

la Terpine à doses faibles, fluidifieront les sécrétions bronchiques.

L'Acétate d'Ammoniaque ou la *Liqueur ammoniacale anisée* à la dose de xx gouttes, dans une infusion aromatique chaude, pourront être employés.

L'association de l'eau de laurier-cerise, de l'aconit et du benzoate de soude, préconisée par *G. Lyon*, aurait une action heureuse décongestive et qui supprimerait la sensation d'étouffement pré-sternale très pénible, dans les affections aiguës du poumon, telles que la broncho-pneumonie.

L'alcool à petites doses, sous forme de cognac mélangé à des potions, ou sous forme de potion de Todel est utile.

Les malades de notre service reçurent la médication suivante :

— Chaque jour une potion de *Terpine*, ainsi formulée :

Potion avec :

Terpine	0 g. 40
Cognac	10 »
Sirop de polygala . . .	30 »
Infusion de Tilleul qs pour	150 cm^3

Cette potion était donnée jusqu'à la disparition des signes d'encombrement bronchique.

— La nuit, une potion calmante :

Potion avec :

Poudre de *Dower*. . . .	0 g. 40 centigr.
Cognac	10 »
Sirop de capillaire . . .	30 »
Eau bouillie q s	150 cm^3

Quant aux *calmants*, il est nécessaire de les prescrire avec prudence. Nous nous sommes surtout servis de sirops : sirop de tolu, sirop diacode, sirop thébaïque, sirop de codéine.

La crise aiguë passée, les malades ne sont pas toujours guéris. La broncho-pneumonie grippale laisse après elle des séquelles, bronchite chronique, résolution lente, contre lesquelles il faut agir.

La *créosote* par voie buccale et surtout en lavements donne de bons résultats.

La formule habituelle est la suivante :

Lavement avec :

Créosote de hêtre.	1 gr.
Laudanum du Codex . . .	VI gouttes
Huile d'amandes douces. .	10 gr.
Jaune d'œuf	N° 1
Lait.	250 gr.

Le *Thiocol*, en potion, en cachets, à la dose de 2 gr. par jour, rendra également service.

Le *Gaïacol* pourra aussi être indiqué en capsules, en élixir, en lavements, ou même en injections sous-cutanées, sous forme de cacodylate à la dose de 0,05 (Barbery).

Et lorsque même aucun signe pulmonaire ne sera plus constaté, le malade aura besoin d'un traitement hygiénique : séjour et repos à la campagne, régime fortifiant ; car, comme toutes les affections aiguës du poumon, la broncho-pneumonie grippale est une affection prédisposante à l'atteinte ultérieure de la tuberculose, dont l'évolution serait d'autant plus rapide, qu'elle rencontrerait un terrain déjà moins résistant.

Troisième Indication.

ACTION TONIQUE SUR L'APPAREIL CARDIO-VASCULAIRE.

Un des caractères constants de la septicémie grippale à forme broncho-pneumonique, est son retentissement rapide et grave sur l'appareil cardio-vasculaire.

Dès les premières atteintes de l'appareil pulmonaire, le système circulatoire est touché, lui aussi, et presque toujours de façon intense.

Le cœur devient rapide, quelquefois la tachycardie est extrême et il n'est pas rare de compter 130 à 140 pulsations à la minute. Un autre symptôme apparait presque en même temps : au rythme normal se substitue le rythme embryocardique, montrant l'atteinte du muscle cardiaque.

Du côté des vaisseaux, le pouls est petit, filant, hypotendu. Le Pr Josué a montré récemment, qu'au cours de la grippe, plus peut-être que dans les autres maladies infectieuses, les capsules surrénales sont atteintes, et que cette surrénalité aiguë entraîne les symptômes d'insuffisance glandulaire. C'est contre ces deux déterminations que l'action thérapeutique tonique devra réagir.

La *Digitale* sous forme d'infusion de feuilles a été très souvent employée, il en est de même de la solution de *digitaline cristallisée* au 1/1000me à la dose de XX gouttes pendant 2 jours.

La caféine en injections sous-cutanées à doses faibles : deux injections par jour de 1 cent. cube d'une solution à 5 %.

La *strychnine* en injections sous-cutanées ont une action cardio-sthénique assez active. Ces deux médicaments associés au bromhydrate de quinine, ont été donnés en cachets à ses malades par M. G. Lyon.

La spartéine en injections sous-cutanées sera donnée sous forme de sulfate à la dose quotidienne moyenne de 0.10 ctg.

L'huile camphrée au dixième, l'huile *éthérée camphrée* (Marfan), l'huile *phosphorée camphrée* (Loeper) ont été employées à doses assez fortes, avec des résultats stimulants appréciables. Ces auteurs ont même pratiqué des injections intra - veineuses d'huile camphrée de 2 c. c. d'une solution à 0.10 gr.

Le strophantus hispidus, *l'adonis vernalis*, *l'extrait de muguet*, ont été indiqués dans les cas où l'on désirait avoir une action cardio-tonique plus faible.

Le sérum d'Armand Gautier, mélange :

d'Arrhénal, à 0.05 centigr.
Bichlorhydrate de quinine, 0.50 centigr.
Sérum physiologique, 400 c.c.

En injections sous-cutanées quotidiennes, aurait donné au Pr Robin de bons résultats.

Contre l'hypotension artérielle, nous possédons un remède actif, c'est *l'adrénaline*. Sous son action disparaissent assez rapidement les signes d'insuffisance surrénale.

On peut la prescrire sous trois formes principales : en solution de chlorhydrate d'adrénaline au 1/1000me, à la dose de XX gouttes par jour ; en injections sous-cutanées de un demi-centimètre cube de la solution mère au millième.

Sous forme de sérum adrénaliné, dosé à 0.001 milligramme d'adrénaline pour 250 c. c. de sérum.

Le traitement qui fut appliqué à nos malades, le fut toujours de façon très précoce, dès l'entrée dans le service, et sans attendre les signes de défaillance cardiaque.

La journée était divisée en quatre périodes de six heures.

A 8 heures et à 20 heures, il recevait une injection d'huile camphrée au 1/10e de 5 c. c. A deux heures et à 14 heures, il recevait une injection de 1 c. c. de spartéine-strychnine suivant la formule suivante.

Ampoule avec :

Sulfate de strychnine, 0.001 milligr.
Sulfate de spartéine, 0.50 centigr.
Eau dist., q s 1 c. c.

En outre, une infusion de feuilles de digitale était prescrite de la façon suivante :

Premier et deuxième jour :	0. 40 centg.
Troisième et quatrième jour :	0. 30 centg.
Cinquième et sixième jour :	0. 20 centg.

Et ainsi formulée :

Infusion de feuilles de digitale	0. 40
dans eau	120

Filtrer et ajouter :

Sirop des cinq racines 30 gr.

La poudre de feuilles étant souvent de date ancienne et moins active, il est préférable de se servir de feuilles de digitale.

Enfin, dans les cas où l'hypotension était marquée. l'adrénaline fut d'un grand secours.

Traitement des Principales Complications.

La broncho-pneumonie grippale, comme la plupart des maladies infectieuses, a été cause de multiples localisations secondaires. et il n'est guère d'organes qui n'aient été signalés comme n'étant pas le siège de complications.

Nous rappellerons brièvement les principales que nous avons pu observer dans certains cas.

1°) *Complications Pleuro-Pulmonaires.*

Œdème pulmonaire. — Ne se distingue en rien des autres œdèmes infectieux. C'est la même dyspnée d'emblée intense, allant quelquefois jusqu'à l'orthopnée ; l'expectoration spumeuse aérée, albumineuse ; les signes d'envahissement progressif et rapide des deux poumons, l'asphyxie mécanique consécutive y sont identiques. Le traitement classique sera pratiqué : saignée abondante de 400 gr., révulsion locale, éther, caféine, huile camphrée et oxygène en injections sous-cutanées.

Pleurésies sèches. — Sont assez fréquentes dans les suites des broncho-pneumonies et font partie de leurs séquelles. Elles cèdent généralement à une révulsion méthodique et à l'application d'un topique.

Pleurésies avec épanchement. — Les pleurésies avec épanchement se produisent, en général, au cours de la broncho-pneumonie, traduisant ainsi la réaction de la séreuse. Les signes physiques, dans le cas d'épanchement moyen, ne sont pas toujours très nets, mais l'augmentation de la dyspnée et souvent une petite élévation de température doivent attirer l'attention du côté de la plèvre. La ponction exploratrice doit toujours être pratiquée en cas de doute.

Au point de vue du traitement, les petits épanchements sont justiciables de la révulsion et disparaissent souvent.

La ponction exploratrice avec la seringue de Roux de 20 cent. cubes sera pratiquée dans les épanchements moyens; et l'on pourra facilement, en faisant plusieurs aspirations successives, retirer 100 à 150 c. c. de liquide.

Dans les cas où l'épanchement se reproduit vite, après une petite ponction évacuant une partie du liquide, il peut être indiqué d'injecter dans la cavité pleurale, un demi, puis un cent. cube de la solution d'adrénaline au millième, à titre de vaso-constriction locale.

Un épanchement abondant sera traité par la thoracenthèse, qui ne devra pas dépasser 600 à 700 gr.

Pleurésies purulentes. — Les pleurésies purulentes sont assez fréquentes au cours de la broncho-pneumonie grippale. Nous en avons observé plusieurs cas.

Lorsque après quelques jours d'apyrexie, la température remonte et présente de grandes oscillations, il faut immédiatement rechercher cette complication. Très souvent la plupart des signes classiques manquent; l'obscurité respiratoire, la matité et l'œdème de la paroi semblent parmi ceux que l'on constate le plus souvent.

La ponction exploratrice doit être employée systématiquement dans ces cas-là, et même négative il faut la refaire dans une zone voisine, à une profondeur différente, et plusieurs fois nous avons vu une ponction négative devenir positive par un simple mouvement de l'aiguille.

D'après la statistique de A. Lacassagne, les microbes trouvés dans ce pus pleural parabronchopneumonique, sont par ordre de fréquence et par ordre de gravité: le streptocoque hémolytique, le pneumocoque, le bacille de Friedlander, le staphylocoque.

Le seul traitement c'est la thoracotomie d'urgence, une fois l'épanchement reconnu. Faite au début, elle donnerait d'assez bons résultats (A. Lacassagne).

Récemment, M. le Pr Bérard et son élève Dunet ont ajouté à l'ouverture postérieure du thorax, un drainage à la partie antérieure du sinus costo-diaphragmatique.

2°) *Complications Cardiaques.*

Parmi les complications qui atteignent le cœur au cours de la broncho-pneumonie grippale, l'une est si fréquente qu'elle en est presque un symptôme, c'est la *myocardite*, et dans les formes graves, il est très rare que l'auscultation ne révèle pas ce rythme pendulaire qui la caractérise.

La péricardite a été signalée quelquefois; elle coïncide le plus souvent avec une pleurésie.

L'endocardite grippale est rare, presque exceptionnelle.

Le traitement à appliquer contre ces accidents surajoutés à la broncho-pneumonie est celui que nous avons indiqué plus haut. Il agira d'autant mieux, qu'il sera plus précoce.

3°) *Complications Rénales.*

L'albuminurie est presque un symptôme constant au cours de la broncho-pneumonie grippale ; il s'agit en général d'une albuminurie fébrile ne correspondant pas à une lésion ancienne du rein.

L'albuminurie suit en général la courbe thermique et disparaît à la convalescence, mais lorsqu'elle se maintient à un taux élevé, malgré le régime et le traitement, elle est d'un mauvais pronostic.

L'albuminurie du début n'est pas une contr'indication à la pratique de l'abcès de fixation, et bien souvent diminue après cette pratique.

La néphrite grippale est en général une néphrite réveillée. Elle se caractérise par les signes habituels et surtout par la persistance de l'albuminurie.

Dans ces deux cas, il faut surveiller la diurèse : régime lacté absolu ou mitigé ; en cas d'intolérance, les tisanes, celle de céréales en particulier, les boissons abondantes, le sérum glycosé à 40 %, peuvent rendre des services.

L'insuffisance surrénale. (Josué-Sergent) est très fréquente.

Elle se caractérise par un abaissement marqué de la tension sanguine, par un abattement extrême, des douleurs abdominales et des troubles vaso-moteurs tels que la raie blanche de Sergent. Ces symptômes correspondraient à une surrénalité aiguë avec lésions dégénératives, et seraient capables de provoquer la mort subite par syncope (Hutinel-Sergent).

Le traitement qui s'impose est l'adrénaline, par voie buccale ou en injections sous-cutanées, ou l'extrait surrénal en ingestion à la dose de 0.50 ctg. par jour, ou en injection matin et soir d'une ampoule de 0.10 ctg. (Lereboullet).

4°) *Complications Intestinales.*

Les complications intestinales ne sont pas très fréquentes au cours du la broncho-pneumonie grippale.

La plus habituelle est une diarrhée, du type des diarrhées infectieuses, sans ténesme, avec selles peu fréquentes, vite améliorée par le traitement approprié, qui consiste : à réduire le régime au strict minimum, bouillon de légumes, eau de riz pendant un ou deux jours ; à pratiquer l'enteroclyse chaude et au besoin se servir de l'émétine (2 injections sous-cutanées de 1 c. c. par jour de chlorhydrate d'émétine à 0.04 par cent. cube).

Quelquefois la diarrhée s'accompagne d'un peu de fièvre, de ballonnement du ventre, de prostration et simule une diarrhée typhique. On la traitera par la glace sur le ventre et des lavements froids. On pourra prescrire en même temps une petite dose de pyramidon.

On a signalé, à titre d'exception, des diarrhées à forme dysentérique.

Le benzonaphtol et l'acide lactique pourront être employés dans les diarrhées grippales.

5°) *Complications hémorragiques.*

Les hémorragies les plus souvent constatées sont l'épistaxis, l'hémoptysie qui, dans certaines formes, s'est répétée plusieurs fois et a pu faire décrire une forme hémoptoïque de la broncho-pneumonie, les métraragies, les hémorragies intestinales.

Le chlorure de calcium à doses moyennes, l'adrénaline, l'émétine, l'ergotine, le sérum de cheval suffisent le plus souvent à arrêter l'hémorragie. Dans les hémorragies intestinales, les lavements chauds sont à conseiller.

6°) *Complications nerveuses.*

Les formes nerveuses sont assez communes : les unes affectent la forme délirante, d'autres se caractérisent simplement par une excitation plus marquée du système nerveux : tremblement des mains, des lèvres, exagération des réflexes tendineux, céphalée ; d'autres enfin simulent la méningite cérébro-spinale.

Il ne s'agit là en général que d'une réaction méningée passagère, cédant rapidement au traitement : glace sur la tête, ponction lombaire, bains tièdes un peu chauds à 38°.

La broncho-pneumonie grippale, ayant des localisations secondaires sur presque tous les organes, nous ne pouvons citer toutes ses complications. Nous n'en rappellerons que quelques-unes, que nous avons pu observer récemment : rhumatisme poly-articulaire aigu, muguet laryngé, parotidite suppurée, érysipèle, angines érythémateuses, herpétiques, diphtériques.

CONCLUSIONS

1°). — De l'étude clinique de la broncho-pneumonie grippale, se dégage une triple notion : la broncho-pneumonie grippale, comme toute broncho-pneumonie, est une septicémie.

— C'est une septicémie à détermination élective sur l'appareil respiratoire.

— Cette septicémie à détermination respiratoire, a un retentissement cardio-vasculaire immédiat.

2°) — Contre la septicémie, parmi les moyens mis en œuvre, le plus efficace nous a paru être l'abcès de fixation aussi précoce que possible.

3°) — Contre la détermination pulmonaire, nous avons appliqué les divers moyens de révulsion et particulièrement les enveloppements thoraciques froids. Nous avons fait la saignée générale dans les formes asphyxiques, nous avons donné beaucoup d'oxygène et, comme médication habituelle, prescrit la terpine.

4°) — Contre la détermination cardio-vasculaire, nous nous sommes servis de l'huile camphrée, de la spartéine, de la strychnine et de la digitale. L'adrénaline nous a permis de combattre les phénomènes d'hypotension artérielle.

5°) — De la notion de contagion, qui domine toute l'évolution de la broncho-pneumonie grippale, il découle la nécessité d'instituer un traitement prophylactique.

6°) — L'application régulière, précoce et systématique des divers moyens indiqués ci-dessus, a donné des résultats encourageants. La statistique de Monsieur le Professeur Pic, comprenant des cas de gravité les plus divers et un nombre considérable de cas à évolution rapide, paraissant désespérés, est de 70 % à 80 % de guérisons.

BIBLIOGRAPHIE.

LEURET. — La grippe à Bordeaux. *Journal Médical Français*, janvier 1919.

CRUVEILHIER — La grippe à Paris. (Statistique. Bactériologie. Hygiène). *Journal Médical Français*, 1919.

FRANCIS HECKEL. — Traitement préventif, prophylactique et abortif de la grippe. Société de thérapeutique, 9 nov. 18.

H. VINCENT. — La prophylaxie mécanique de la grippe. Académie de Médecine, 10 oct. 1918.

A. LACASSAGNE. — Constatations d'ordre bactériologique et anatomo-pathologique des complications pulmonaires de la grippe. *Journal Médical Français*, janvier 19.

MEUNIER. — Bactériologie de la grippe. Académie de Médecine, janvier 19.

F. LAUMONIER. — La bactériologie de la grippe et ses formes anormales. *Gazette des Hôpitaux*, 20 mars 19.

THE LANCET. — 26 octobre 18. De l'utilisation d'un vaccin préventif et curatif de la grippe.

RÉNON ET MIGNOT — Le vaccin anglais contre la grippe. Société Médicale des Hôpitaux, 8 nov. 18.

BEZANÇON ET LEGROUX. — Sur un vaccin préparé par l'Institut Pasteur. Académie de Médecine. janv. 19.

Pissavy et Robine. — Etude sur la grippe. Société Médicale des Hôpitaux, 23 oct. 1918.

Lereboullet. — Traitement de la grippe. *Paris Médical*, 16 novembre 1918.

P. Moutier. — La grippe, ses formes pulmonaires et leur traitement. *Gazette des Hôpitaux*, mars 19.

Fernandés. — De la péritonite puerpérale et de son traitement par l'essence de térébentine. Thèse de Paris, 1830.

Fochier. — Académie de Médecine, 26 avril 1892.

Dieulafoy. — Du traitement de la pneumonie par les injections de térébenthine. Société Médicale des Hôpitaux, 25 mars 1892.

Lépine. — Sur une nouvelle méthode de traitement de la pneumonie en imminence de suppuration. *Semaine Médicale*, 1892.

Pic et Bonnamour. — L'abcès de fixation dans les maladies broncho-pulmonaires aiguës. *Lyon Médical*, 1910.

Detscheff. — Valeur thérapeutique de l'abcès de fixation dans les maladies broncho - pulmonaires aiguës. Thèse de Lyon, 1909.

Montagnon. — L'abcès de fixation dans le traitement de la broncho-pneumonie du premier âge. *Lyon Médical*, décembre 1910.

Fabre. — Précis d'obstétrique, page 679.

L. Paillard. — Technique de l'abcès de fixation dans la grippe. *Journal Médical Français*, janvier 19.

Lœper et Grosdidier. — Les injections intra-veineuses d'urotropine dans quelques affections aiguës. Société Médicale des Hôpitaux, 31 mai 1918.

Lœper et Fumouze. — Les injections d'huile camphrée intra-veineuses. *Presse Médicale*, 14 décembre 18.

Cépède. — Sur un vaccin curatif de la grippe. Académie des Sciences, 11 novembre 18, page 376.

A. GRIGAUT ET F. MONTIER. — Essai de traitement de la grippe par la plasmothérapie. Académie des Sciences, 11 novembre 18, p. 766.

LESNÉ-BRODIN-ST-GIRONS. — Effets des injections intraveineuses de plasma humain au cours de la grippe et de quelques états pathologiques. *Presse Médicale*, 7 avril 19.

WEILL. — Le traitement systématique des broncho-pneumonies infantiles, par les inhalations d'oxygène.

MORLET. — Les injections intra-musculaires d'oxygène dans la grippe. *Journal des Praticiens*, avril 1919.

R. PAULY. — La sérothérapie de la grippe. *Lyon Médical*, mars 19.

BARBERY ET HAMAIDE. — Le gaïacol dans le traitement de la grippe. *Presse Médicale*, 9 avril 19.

G. LYON. — Quelques redites sur le traitement de la grippe. *Presse Médicale*, octobre 1918.

M. TRÉMOLIÈRES ET RAFINESQUE. — Quelques remarques sur l'épidémie de grippe. *Presse Médicale*, mars 19.

H. MICHEL. — La formine en injections intra-veineuses dans la broncho-pneumonie grippale. *Presse Médicale*, 10 mars 19.

BERARD ET DUNET. — Le traitement des pleurésies purulentes grippales, par le drainage antéro-postérieur, l'irrigation discontinue et le lever précoce. *Presse Médicale*, 3 avril 1919.

L. FAUVET. — La quinine dans la prophylaxie de la grippe. *Journal des Praticiens*, 18 janvier 19.

P. MAURIAC. — Les injections intra-pulmonaires de sérum antipneumococcique dans les broncho-pneumonies. *Journal de Médecine de Bordeaux*, 10 mars 1919.

LASSANGE. — Le traitement de la pneumonie par le sérum antipneumococcique. *Presse Médicale*, 23 janvier 19.

TABLE DES MATIÈRES

TRÉVOUX. — IMPRIMERIE J. JEANNIN

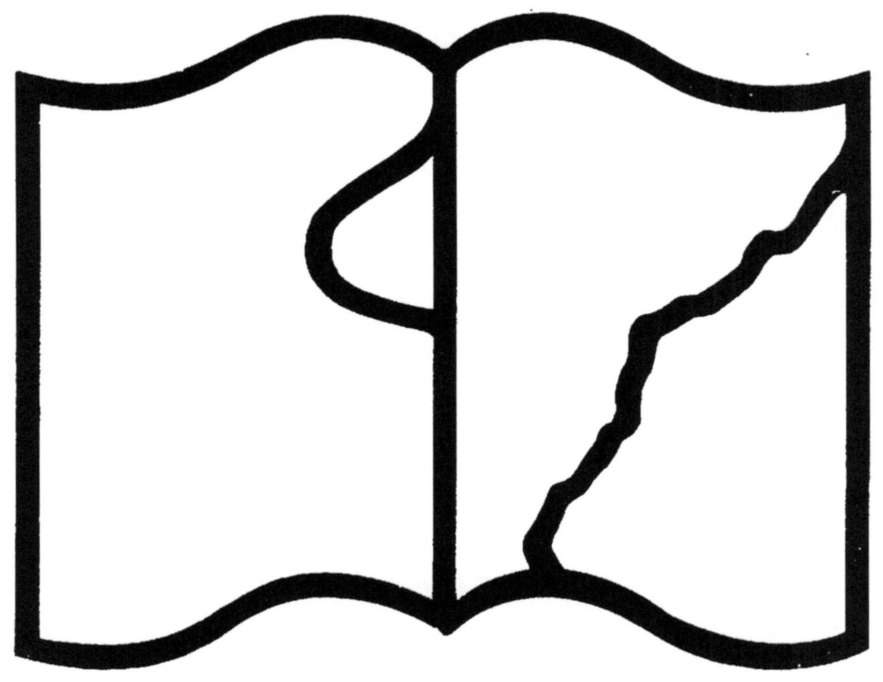

Texte détérioré — reliure défectueuse

NF Z 43-120-11

www.ingramcontent.com/pod-product-compliance
Ingram Content Group UK Ltd.
Pitfield, Milton Keynes, MK11 3LW, UK
UKHW021011200726
13857UKWH00004B/1388